MÉDECINE

OPÉRATOIRE.

OBSERVATIONS

PRÉSENTÉES

A L'ACADÉMIE ROYALE DE MÉDECINE.

PAR

LE DOCTEUR SÉCHAUD, DE CHALUS (HAUTE-VIENNE);

ET SUIVIES

D'UN RAPPORT PAR CETTE MÊME ACADÉMIE.

PARIS.

CHEZ LABÉ, SUCCESSEUR DE DEVILLE-CAVELLIN,
Rue de l'Ecole-de-Médecine, 10.

1839.

MÉDECINE

OPÉRATOIRE.

OBSERVATIONS

PRÉSENTÉES

A L'ACADÉMIE ROYALE DE MÉDECINE.

PAR

LE DOCTEUR SÉCHAUD, DE CHALUS (HAUTE-VIENNE);

ET SUIVIES

D'UN RAPPORT PAR CETTE MÊME ACADÉMIE.

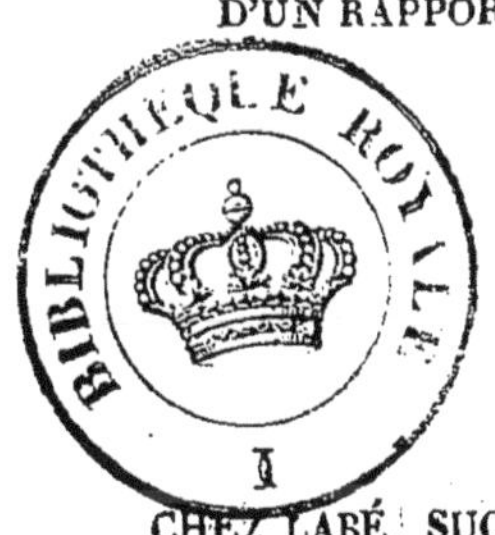

PARIS.

CHEZ LABÉ, SUCCESSEUR DE DEVILLE-CAVELLIN,

Rue de l'Ecole-de-Médecine, 10.

1839.

Imprimerie de BRUNEAU,
Rue Montmartre, 39.

A MON DIGNE ET EXCELLENT MAITRE

Monsieur **CRUVEILHIER**,

Membre de l'Ordre royal de la Légion-d'Honneur,
Professeur à la Faculté de Médecine de Paris,
Médecin de la Salpêtrière,
Membre de l'Académie royale de Médecine.

TÉMOIGNAGE D'AMITIÉ.

PRÉFACE.

—

Si chaque praticien s'imposait le devoir de recueillir avec exactitude les faits les plus importans qui se présentent à son observation, et de les livrer à la publicité, on verrait bientôt une foule de questions encore en litige, être résolues par cela seul qu'on pourrait fournir à l'appui du raisonnement des masses de faits, dont la puissance entraînerait nécessairement la conviction dans les esprits les plus difficiles ;

et dans notre siècle où le progrès est le point
de mire de tous ceux qui se livrent à des études
sérieuses et consciencieuses dans le but de faire
avancer la science et de se rendre utiles à l'hu-
manité; on verrait, dis-je, plus de raison, plus
de sympathies parmi les hommes que la passion,
la divergence d'opinions, éloignent trop souvent du chemin de la vérité.

Cela posé, deux observations recueillies dans
ma pratique: l'une qui a pour sujet un homme
atteint d'une fracture au crâne avec enfoncement de portions d'os, de déchirure du cerveau
et de ses enveloppes, de paralysie; l'autre est
un cas non moins important de hernie curale
étranglée, compliquée d'accidens qui ont nécessité l'établissement d'un anus artificiel. Ces
deux observations m'ont semblé d'un assez
grand intérêt pour devoir être communiquées
à un corps savant qui, sans le moindre doute,
les appréciera à leur juste valeur. En les pu-
bliant, soit dit en passant, j'ai eu moins en vue
de mettre en évidence deux succès complets,
dont le but serait de satisfaire un sentiment

d'amour-propre, que d'encourager mes confrères qui, dans des cas aussi difficiles et aussi embarrassans, hésiteraient ou craindraient de mettre en pratique certains moyens qui pourraient les effrayer, parce qu'ils auraient la triste perspective de dangers imminens. Or, en pareil cas, la prudence, selon moi, ne conseille pas de rester impassible et inactif.

Par cela même que des cas analogues ou aussi importans que ceux dont je viens de parler, se rencontrent assez rarement dans la pratique, par cela même aussi, le chirurgien se trouve en butte à des difficultés sans nombre, difficultés que sa pratique et sa longue expérience des opérations de cette nature ne garantissent pas toujours, quelle que soit la précision de son diagnostic, ou son habileté à opérer. Dupuytren disait souvent dans ses leçons de clinique : *Le talent du chirurgien consiste bien plus à établir un diagnostic certain pour décider d'une opération, qu'à manier avec dextérité un instrument :* cet illustre praticien savait bien que les plus grands obstacles qui se rencontrent à chaque instant,

ne sont pas exclusivement dans l'Art d opérer.
Mais bien dans ce tact, cette précision de diagnostic qui décide souvent du succès d'une opération grave. Quoi qu'il en soit, les observations qui
vont suivre sont dignes de fixer l'attention, autant
sous le point de vue thérapeutique que par rapport à leur importance qu'il serait difficile de
révoquer en doute.

MÉDECINE OPÉRATOIRE.

PREMIÈRE OBSERVATION.

Fracture du crâne avec enfoncement de la bosse pariétale du côté droit, déchirure du cerveau et de ses enveloppes correspondant à la plaie ; saillie d'une portion de cet organe à travers les os du crâne; accidens consécutifs graves ; guérison.

Avant de signaler des faits d'une haute importance pour un cas qui me paraît évidemment digne de fixer l'attention, je dois dire, et c'est ici le lieu, quelques mots des fractures de la boîte osseuse, des lésions qu'elles occasionnent en atteignant un organe essentiel à la vie, enfin parler des troubles fonctionnels qui peuvent en résulter et amener la cessation de la vie, soit immédiatement, soit après un certain laps de temps.

Les auteurs sont tous ou presque tous d'accord sur ce point, que les fractures du crâne par elles-mêmes, n'offrent pas plus de gravité que les fractures des autres os, si la cause qui les produit borne ses effets aux os sans ébranler fortement la masse encéphalique, la contondre ou la déchirer dans une plus ou moins grande étendue, suivant l'intensité de cette même cause. Mais ce qui a établi une dissidence d'opinions sur la conduite à tenir lorsque des cas de cette nature se sont présentés, c'est premièrement leur rareté qui n'a pas toujours permis de bien observer; c'est, en second lieu, la crainte qu'on a eu d'ajouter à une lésion qui existe déjà, une autre lésion qui peut aggraver la position du malade. Ainsi sans mettre en ligne de compte les accidens funestes de la compression du cerveau occasionée par un épanchement ou des portions d'os et exerçant une pression à sa surface, ou enfoncées dans sa substance, des hommes d'un très-grand mérite ont donné le conseil, et se sont bornés eux-mêmes à l'emploi des moyens simples dans des cas de fractures avec ou sans enfoncement, alors qu'il existait des signes manifestes de compression, parce que, disent-ils, ils ont guéri ou vu guérir,

non seulement des individus atteints de compression par épanchement, mais encore des individus atteints de fracture au crâne avec enfoncement des fragmens. Cependant ils ne renon-
cent pas à ouvrir le crâne, mais seulement dans
des cas extrêmes, c'est-à-dire, lorsque les symptômes de compression succèdent à ceux de la con-
tusion, et qu'il s'est fait un épanchement à la suite
d'une violente inflammation, qu'on n'aurait pas
pu combattre par les saignées, les applications
de sangsues, les bains de pieds, etc. Telles sont
les paroles que j'ai lues et reproduites textuellement.

Mais si pour agir d'une manière avantageuse,
on attend que le malade soit épuisé, qu'un abcès
se soit formé, qu'en un mot le malade soit déses-
péré et voué à une mort prochaine, il me paraît
indubitable que dans un pareil cas on court la
chance de faire une opération en pure perte, laquelle aurait pu réussir si elle eût été pratiquée
quelques jours auparavant; elle aurait pu réussir en faisant cesser la compression comme j'en
ai vu plusieurs exemples; et parmi eux, l'observation que je vais rapporter est une preuve in-
contestable.

Je sais bien pour qu'un chirurgien se décide à faire une opération qui peut entraîner à sa suite des accidens extrêmement graves, accidens d'autant plus à redouter que le cerveau, organe délicat et friable, mis à découvert, en contact avec l'air, susceptible d'être irrité et déchiré par des tractions ou des mouvemens exercés sur des portions d'os profondément engagés ; je sais bien, dis-je, que ce sont là des obstacles qui se présentent naturellement à l'esprit. Mais dans cet état de choses, doit-on compter sur les efforts de la nature ou les ressources très-incertaines de la médecine? Assurément non. Quand après avoir épuisé les moyens les plus énergiques, qu'au lieu de voir les symptômes s'amender, on les voit s'accroître en peu d'instans, il est humain et rationnel selon moi de ne pas perdre un temps précieux qu'on aurait à regretter plus tard : *sublatâ causâ tollitur effectus.* L'opinion que je soutiens ici est celle d'auteurs recommandables ; ainsi, Scultet, Quesnay, Pott, etc., ayant eu à traiter des plaies profondes du cerveau, compliquées de fractures, la substance du cerveau faisant saillie à travers les os du crâne, ont vu des guérisons étonnantes à la suite de ces lésions

dangereuses ; les mémoires de l'Académie de
chirurgie, comme tout le monde sait, en renferment plusieurs exemples remarquables ; or des
faits de ce genre bien qu'en petit nombre doivent
encourager les chirurgiens lorsqu'ils ont à prendre une détermination dans des momens où le
devoir commande d'agir ; car il y a toujours ou
presque toujours des conséquences funestes à redouter.

Quoi qu'il en soit, ces faits qui ne peuvent être
révoqués en doute (V. mémoires de l'Académie
de chirurgie), démontrent d'une manière dé-
cisive que l'ouverture du crâne ne nuit pas toujours à l'intégrité des fonctions du cerveau, et
ses lésions bien qu'extrêmement graves se trouvent dans la majorité des cas accessibles aux
ressources de l'art ; lors même qu'il arriverait
qu'une portion de cet organe aurait été dé-
truite.

Sabatier et quelques autres auteurs non moins
compétens en médecine opératoire, donnent le
conseil d'inciser les tégumens, de découvrir le
crâne à l'endroit où se trouve la fracture, d'enlever les esquilles si cela est possible, ou bien
encore d'appliquer le trépan, et cela dans le

but de débarrasser le cerveau de tout ce qui peut gêner ses fonctions. Dans sa pratique à l'Hôtel-Dieu, le baron Dupuytren ne balançait pas à faire de larges incisions au cuir chevelu dans l'intention d'enlever les obstacles qui pourraient gêner les fonctions du cerveau, car il savait fort bien que la compression et par suite l'inflammation de ce viscère entraînent presqu'inévitablement la mort. Le savant professeur Cruveilhier, tout en repoussant l'opération du trépan, qu'il ne juge praticable que dans un très-petit nombre de cas par cela même que les occasions où elle se trouve indiquée sont rares, fait pressentir avec beaucoup de raison que les grands moyens auxquels on peut avoir recours sont bons à employer toutes les fois qu'on a l'espoir de faire cesser immédiatement une compression qui met la vie en danger, par la suspension des fonctions d'un organe qui lui est essentiel.

Enfin, avant de passer à l'observation qui m'est particulière et qui est le point essentiel de ce mince travail, j'ajouterai, comme étant à l'appui de mon raisonnement, la guérison pour ainsi dire merveilleuse d'un soldat qui eut le crâne mutilé par une roue de fourgon fortement chargé : de

nombreuses déchirures existaient au cuir chevelu; un des pariétaux était fracturé sur plusieurs points; il se trouvait écarté de la suture
sagitale d'un demi-pouce; la dure-mère, dé-
chirée, laissait échapper des portions de substance cérébrale et du sang en abondance; des
fragmens d'os, des caillots qui gênaient le cerveau furent enlevés avec soin, les os graduellement rapprochés et maintenus avec un bandage
approprié; et, bien que le désordre fût épouvan-
table et excessivement grave, le blessé guérit parfaitement au bout de quatre mois.

Les détails dans lesquels je viens d'entrer sur
ce fait extrêmement remarquable m'ont été com-
muniqués par feu mon père, ancien chirurgien
militaire, qui donna des soins au blessé à l'am-
bulance de Collioure (frontière d'Espagne) en
1794.

D'après cela, mon jugement pourrait se trouver en défaut ou rester dans le doute si moi-
même je n'avais été frappé d'un résultat dont le
succès n'est pas douteux; car la meilleure preuve,
c'est le rétablissement de l'individu qui fait le
sujet de cette observation.

Le nommé Henri Mondary, journalier, 30 ans,

d'une constitution assez délicate, habite un village appelé le Gadonneix, à un demi-myriamètre
de Châlus (Haute-Vienne); cet homme était sur
sa charrette, occupé à serrer avec force une
mauvaise corde pour maintenir des bottes de
paille; le dos tourné vers le timon, le tronc ren-
versé et suspendu par cette corde qu'il tirait fortement, qui se rompit tout-à-coup et occasiona
ainsi une chute à ce malheureux dont la tête alla
rencontrer cette cheville de fer anguleuse qu'on
nomme atteloire; cette chute fut la cause de lésions graves, et d'abord, une plaie horizontale
d'un demi-pouce à la région pariétale du côté
droit, une luxation de l'épaule du côté gauche et
des contusions assez nombreuses.

La commotion fut si violente que cet homme
resta une demi-heure à recouvrer l'usage de ses
sens. Après être revenu de cette sorte d'anéan-
tissement, il crut le danger passé, il se releva et
se sentit assez de force pour espérer de conduire
sa voiture à sa destination. Mais une grande
quantité de sang s'étant écoulée par la plaie qui
existait à la tête et cela pendant une heure et de-
mie; la prostration du blessé fut si grande qu'il
lui fut impossible de pouvoir se tenir debout.

Transporté chez lui, il fit appeler dans la nuit feu
mon père qui le trouva dans l'état suivant : Le
malade accusait un sentiment de faiblesse générale ; la respiration était un peu plus accélérée
qu'à l'état normal ; le pouls avait sensiblement
diminué de fréquence ; l'intelligence s'était conservée intacte ; le malade accusait un peu de douleur à la tête et la perception de sons bruyans
analogues à ceux qu'il avait entendus quelquefois sur les places des marchés lorsqu'on joue de
la clarinette et qu'on frappe sur une grosse caisse
et des cymbales; enfin de l'engourdissement dans
les membres du côté gauche et de la difficulté à
les mouvoir.

Des moyens simples furent d'abord employés,
puis, le lendemain, quand la réaction fébrile fut
arrivée, des saignées, des applications de sangsues, des boissons délayantes ; et cela, dans l'intention de combattre les signes de compression qui augmentèrent à un tel point et en si
peu de temps que l'hémiplégie presque complète du côté gauche ne fut plus l'objet du moindre doute.

Ce fut le 27 août dernier, onze jours après l'accident, que je fus appelé pour donner mes soins

à ce malade; voici ce que j'observai : d'abord, une
plaie oblongue, tuméfiée, à bords arrondis, et si-
tuée à trois pouces trois lignes du conduit auditif;
à trois pouces de la tubérosité occipitale et à trois
pouces de la ligne médiane sincipitale, correspondant presque à la bosse pariétale du côté droit.
Cette plaie laissait échapper par la pression exercée avec les doigts un peu de pus de consistance
ordinaire; la région occipito-pariétale, aplatie
dans une grande étendue, m'aurait fait admettre
un vice de conformation si je n'avais eu présent
à l'esprit un choc violent de tout le poids du
corps contre un corps anguleux et résistant; et
sans pouvoir m'expliquer cet aplatissement, je
dois observer que certains auteurs parmi lesquels
se trouve Sabatier, ont déjà fait cette remarque,
alors même que le crâne ne se trouve fracturé
que dans une petite étendue.

La plaie simple en apparence se laisse dépri-
mer, et le malade, sans éprouver de douleur, se
-plaint d'un sentiment de malaise qui disparaît
aussitôt qu'on cesse la pression. La face est ani-
mée; la commissure des lèvres du côté droit est
contracturée et en même temps déviée; les mouvemens des lèvres, ceux de la langue conservent

leur intégrité : le malade répond exactement
aux questions qu'on lui adresse. Rien de plus du
côté du cerveau, si ce n'est la persistance du
bruit d'orchestre dont j'ai déjà parlé. Le bras
gauche est complètement paralysé ; la jambe gauche l'est aussi, mais le malade la sent un peu
lorsqu'on la pince. Le pouls donne de 44 à 46
pulsations par minute. Le sommeil est nul ; l'appétit et la soif ne se font pas sentir ; la respiration n'offre rien de particulier.

Je portai de nouveau mon attention sur la
plaie ; un stylet mousse y fut introduit ; il péné-
tra à plus d'un pouce de profondeur sans être
forcé, et en le retirant il rencontra des rugosi-
tés qui ne permirent plus de douter de l'exis-
tence d'une fracture avec enfoncement. Dans
cet état de choses, je délibérai dans mon esprit
sur les moyens à employer pour sauver la vie à
un homme que je considérais comme voué à une
mort certaine ; et ayant pris la résolution de
pratiquer une incision au cuir chevelu, d'ouvrir
le crâne si je ne parvenais pas à enlever les fragmens d'os enfoncés, dans le but de faire cesser
la compression du cerveau, et prévenir ainsi un
ramollissement ou la formation d'un abcès, qui

sont souvent à redouter en pareil cas. Or, le malade voyant son état s'aggraver de jour en jour, se décida sans hésitation à une opération qu'il demandait, qu'il considérait comme le seul moyen qui pouvait le sauver. Toutefois, avant d'y avoir recours, je jugeai convenable de revenir à la saignée, d'employer l'émétique en lavage, et partant de remettre cette opération au lendemain ou au surlendemain.

Cela fait, aucun changement n'étant survenu trente-six heures après l'emploi de ces moyens, je retournai chez le malade assisté de M. Blondet, praticien distingué, lequel donna son avis pour l'application du trépan dans le cas seulement où on ne réussirait pas par d'autres moyens à enlever l'obstacle qui causait la compression.

Les instrumens et le linge nécessaires à cette opération furent aussitôt apprêtés, et une boîte à trépan fut mise à ma disposition pour pouvoir m'en servir en cas de besoin. Ainsi, tout étant disposé convenablement, je pratiquai une première incision de trois pouces environ (fig. 2) dans un sens parallèle à la plaie; ensuite une seconde d'une étendue égale qui croisait la première à angle droit; les lambeaux A A A A furent relevés

et détachés du crâne, en ayant soin de ménager
la dissection à l'endroit où se trouvait la plaie.
Mais quelle fut ma surprise de voir distincte-
ment au milieu de caillots formés par le sang ex-
travasé B B de débris de membranes et de tissus
épicraniens fortement contus, une portion de la
substance cérébrale de la grosseur d'une noix,
laquelle faisait saillie à plus d'un demi-pouce
d'élevation de la table externe du pariétal. Cette
tumeur ou plutôt cette hernie du cerveau, en-
tourée de lambeaux frangés appartenant à la
dure-mère, mettait en évidence le mouvement de
cet organe. En continuant mes investigations, je
rencontrai un fragment d'os D assez volumineux,
enfoncé verticalement et adhérant encore par un
de ses bords au péricrâne et à la table interne
du pariétal E.

Pour faire l'extraction de ce fragment devenu
corps étranger, en le relevant par son bord libre
et plongé dans la substance cérébrale, cela était
difficile sans s'exposer à de graves accidens, occasionés par de nouvelles déchirures. Voici donc
ce que je fis : Le périoste fut divisé, une rainure
pratiquée avec la pointe d'un bistouri convexe
que je tenais à la main, à l'endroit où cette portion

d'os était adhérente ; puis je me servis d'une spatule d'acier qui fit l'office d'un levier, afin d'écarter ce fragment et pouvoir le saisir avec des pinces. Je parvins heureusement à le détacher et à l'extraire après avoir eu beaucoup de peine (1). En promenant le doigt dans le vide occasioné par cette portion d'os enlevée, je trouvai deux autres fragmens dont je fis également l'extraction. Plus tard deux encore ; en tout cinq (2). Des caillots assez volumineux qui se trouvaient entre la dure-mère et le cerveau furent extraits avec des pinces à polype; une assez grande quantité de sang noir et épais sortit par la plaie; des lambeaux de la dure-mère, dont j'ai parlé, paraissaient comme des appendices flottans autour de la substance cérébrale; ils furent excisés, parce qu'ils étaient livides, infiltrés, et qu'ils pouvaient nuire à la cicatrisation.

La plaie ainsi débarrassée de tous ces corps étrangers et des tissus qui me parurent altérés, j'appliquai des bandelettes, avec la précaution

---

(1) Cette portion d'os de forme triangulaire mesurée avec soin, offre deux pouces d'étendue sur un de ses côtés.

(2) Les quatre autres fragmens de forme assez irrégulière n'offrent au plus qu'une étendue d'un demi-pouce.

de laisser assez d'espace entre elles pour donner issue à la suppuration. Un linge fenêtré en-
duit de cérat, de la charpie, deux compresses
et une bande, complétèrent le pansement.

Le 31, mieux marqué, à part quelques symptômes occasionés par la fièvre traumatique. La
sensibilité et le mouvement se sont rétablis dans
tout le membre inférieur paralysé; le bras n'offre aucun changement appréciable, si ce n'est un
peu de sensibilité perçue par le malade, seulement en pinçant la peau. La tête est sans douleur aucune; les forces reprennent peu à peu
leur énergie.

Prescription : Saignée du bras; eau émétisée;
diète.

1er Septembre, l'appareil est levé; la plaie
présente un aspect très-satisfaisant; la suppuration a commencé à se faire. Cette plaie n'offre
rien de particulier, si ce n'est de la tuméfaction
dans toute l'étendue des incisions. Le soulève-
ment du cerveau continue à avoir lieu comme le
premier jour de l'opération. Même prescription
que la veille. La cavité d'où je fis l'extraction des
fragmens d'os et des caillots s'est effacée; la tumeur formée par le cerveau s'est affaissée : elle

a évidemment diminué de volume. L'eau chlorurée dont je me sers pour absterger la plaie, coule sur les tégumens sans pénétrer de la moindre des choses dans la cavité du crâne. La fièvre a entièrement disparu; la jambe est parfaitement libre. La chaleur du bras est revenue; la sensibilité est un peu plus prononcée; mais les mouvemens sont entièrement nuls. Même prescription que les jours précédens, excepté la saignée.

2, Le mieux se soutient, la suppuration de la plaie est très-abondante; la portion du cerveau a disparu, soit qu'elle ait été entraînée par la suppuration, soit qu'elle soit rentrée dans le crâne par la compression exercée par les bandelettes.

Les mouvemens du cerveau qu'on remarquait dans toute l'étendue de la plaie sont à peine sensibles : le même traitement est continué.

3, Le malade est levé, il peut marcher; la sensibilité du bras est revenue : pansement sans enlever les bandelettes, deux fois par jour; deux bouillons gras.

4, La suppuration commence à diminuer; le bras exécute quelques légers mouvemens. *Prescription :* Alimens solides en petite quantité.

5, Mieux soutenu.

6, Les bandelettes sont de nouveau enlevées ; les mouvemens du cerveau ont entièrement cessé; la plaie offre un aspect des plus satisfaisans. Un tissu de nouvelle formation, une sorte de membrane d'un blanc mat tirant sur le gris, ferme l'ouverture résultant de la fracture : les bords de la plaie se rapprochent peu à peu.

8, La plaie fig. 4, n'a plus rien de particulier à noter, si ce n'est çà et là quelques bourgeons charnus F qui s'élèvent à son centre.

11, Les mouvemens du bras s'exécutent un peu mieux; le malade mange avec beaucoup d'appétit.

13, 14, 15, La plaie n'est pansée qu'une fois par jour : elle suppure peu.

20. La face est rouge; le malade éprouve de la céphalalgie. *Prescription :* Saignée du bras ; diète.

27, La céphalalgie n'existe plus, le malade commence à reprendre un peu d'embonpoint.

4 Octobre, le malade n'éprouve plus rien qu'un peu de gêne dans les mouvemens du bras qui a été paralysé.

15 Octobre, tout traitement est suspendu ; le bras est parfaitement libre.

1er Novembre, le malade est venu me voir ; et j'ai acquis la certitude d'une guérison complète. (V. fig. 4.) Mais pour éviter à l'avenir la lésion de la portion de cerveau qui se trouve en contact avec la cicatrice, ou pour mieux dire avec le tissu de nouvelle formation, j'ai conseillé pour protéger le cerveau des chocs et des frottemens qui pourraient arriver, de continuer encore quelque temps l'usage des bandelettes.

RÉFLEXIONS.

Certes, si je l'eusse voulu, j'aurais pu donner plus d'extension à ce travail, soit en multipliant les citations, soit en me livrant bénévolement à des dissertations plus ou moins savantes sur la conduite louable ou blâmable des hommes qui se sont occupés d'un sujet aussi important que celui des fractures du crâne et de leurs complications ; j'aurais pu encore citer à l'appui de cette observation, d'autres faits qui me sont particuliers, et bien qu'ils n'eussent pas offert le même intérêt, ils n'auraient pas été moins

dignes d'être rapportés ; mais l'attention des
gens de l'art qui prendront la peine de me lire,
ne se serait peut-être pas arrêtée aussi facile-
ment à apprécier un fait comme celui que je
viens de constater ; car, non-seulement les ré-
sultats d'un traitement hardi ont été favorables
à l'individu qui fait le sujet de cette observation , mais ils sont de nature à intéresser
à un haut degré la science et les hommes en
général.

Je sais bien que trop souvent la témérité, fille
de l'ignorance , a causé la perte de malades
soumis à des opérations graves et difficiles ;
mais aussi , combien de fois des hommes de
talent ont-ils laissé mourir, faute de secours
convenables , une foule d'individus , alors même
qu'une opération était la seule chance de sa-
lut ? J'ai vu de ces hommes, par un excès de prudence , ou des considérations mal calculées,
abandonner sans pitié des malheureux qu'ils
auraient pu sauver.

Le cas qui m'occupe ici est un de ceux qui,
dans ma pratique, m'ont le plus-vivement frappé. Je devais le signaler par cela seul que ,
si les fractures du crâne, les plaies du cer-

veau accompagnées de désordres considérables, laissent dans l'esprit un funeste pressentiment, on voit par les preuves convaincantes que je viens de donner, que l'art peut être assez puissant pour intervenir d'une manière avantageuse dans une foule de cas où le danger est imminent.

Point de doute maintenant que si je me fusse borné à l'emploi des moyens ordinaires pour combattre une affection partielle du cerveau, occasionée par des déchirures et la présence de corps étrangers, je ne serais jamais parvenu à faire cesser en si peu de temps les phénomènes de la compression ; et bien moins encore à enlever la cause qui produisait celle-ci; car, évidemment, il y avait trop de mal pour espérer la guérison de cet homme, par des moyens curatifs autres que ceux d'une opération pénible et dangereuse.

Ici se bornent les courtes réflexions que j'avais à faire sur un cas qui m'a semblé assez important pour être soumis à l'examen de messieurs les membres de l'Académie de Médecine. Puisse leur jugement me prouver d'une manière non équivoque, qu'il est digne de fixer leur bienveillante attention.

DEUXIÈME OBSERVATION.

Hernie crurale étranglée ; établissement d'un anus artificiel ; guérison après deux mois de traitement ; moyens proposés contre cette dernière infirmité.

Vers la fin du mois de mars 1838, M. Blondet, dont les connaissances en médecine sont remarquables, fut appelé pour donner ses soins à un de ses cliens nommé Laspougeas, lequel demeure dans le village de la Bregère, à un myriamètre environ de Châlus. M. Blondet, après avoir questionné ce malade sur les antécédens d'une hernie crurale du côté gauche, dont celui-ci l'avait entretenu lorsqu'il le voyait pour une autre maladie (phlegmasie gastro-intestinale), s'assura par un examen aussi minutieux que prudent qu'il avait affaire à une hernie crurale étranglée, dont les accidens s'étaient déclarés depuis cinq jours, à la suite d'un petit voyage que cet homme fit à Saint-Yrieix. Les agens thérapeutiques employés en pareille circonstance furent sans succès pour faire rentrer l'intestin : la saignée, les sangsues appliquées en grand nombre sur la tumeur, les bains, les cataplasmes, les lavemens purgatifs, n'atténuèrent que faiblement l'état de souffrance de ce malade , dont les forces se soutenaient avantageusement. Néanmoins, l'anxiété, l'insomnie, la douleur à la région inguinale , les hoquets, et les vomissemens de matières stercorales persistèrent jusqu'au dernier jour de l'opération.

Ce fut quatre jours après un traitement énergique et sans résultat désirable, que je fus appelé pour donner mon avis. Je fus bientôt d'accord avec M. Blondet sur la nécessité indispensable d'une opération ; et, avant de la pratiquer, nous jugeâmes convenable de tenir appliqué, pendant trois heures sur la tumeur, qui avait toujours conservé le même volume, deux gros d'extrait de belladone. Ce dernier moyen ayant échoué comme les autres, nous nous hâtâmes de préparer les choses nécessaires pour une opération.

Le malade couché sur le dos, près du bord de son lit ; les jambes et les cuisses écartées et à demi-fléchies ; la région inguinale rasée ; un pli de peau fut saisi et soulevé ; une incision légèrement oblique, de haut en bas et de dehors en dedans, divisa d'un seul trait la peau et quelques couches de tissu cellulaire sous-jacent ; cette

incision s'étendait à un pouce au-dessus de la
tumeur, et à un demi-pouce au-dessous, ce qui
lui donnait une étendue de trois pouces environ :
une artériole ayant été ouverte, cessa bientôt de
laisser échapper du sang sans avoir eu besoin
d'en faire la ligature. Le tissu cellulaire divisé
couche par couche en dédolant, je mis à découvert le *fascia superficialis*, que j'incisai au moyen
d'une sonde cannelée après avoir divisé quelques
ganglions volumineux. Mais avant d'arriver au
sac, je rencontrai le tissu cellulaire qui lui est
extérieur, organisé en deux feuillets bien dis-
tincts, contenant dans l'intervalle qui les sépa-
rait une petite quantité de sérosité, et le feuillet
le plus rapproché du sac était très adhérent
à celui-ci par suite de l'inflammation violente
qui était le résultat des phénomènes morbides ob-
servés depuis le premier jour de l'étranglement.
Cette particularité, qu'on ne rencontre que rarement dans les hernies étranglées depuis peu,
mais plus fréquemment dans celles qui sont an-
ciennes, si on doit s'en rapporter à des auteurs
recommandables ; ces feuillets, dis-je, offraient
assez bien les apparences du sac. N'ayant point
encore reconnu l'intestin par les caractères

physiques qui le distinguent des membranes avec lesquelles on pourrait le confondre, je m'assurai positivement que je n'avais pas ouvert le sac ; dès lors je pris mes précautions pour en faire l'ouverture. A peine fut-il ouvert, qu'il s'écoula au même instant un gros environ d'une sérosité blanchâtre et un peu louche.

Une sonde cannelée introduite assez avant, ne fit point éprouver de résistance et permit de faire une incision assez grande pour mettre l'intestin à découvert. Le sac, beaucoup plus épais que dans l'état ordinaire, offrait çà et là de fortes adhérences avec l'intestin ; quelques débris de membranes rougeâtres furent détachés avec le doigt ; et l'anse d'intestin, quoique noire, paraissant gangrenée, avait encore assez de cohésion pour résister aux tractions exercées avec les doigts, et chercher à détruire les adhérences qui gênaient pour faire le débridement et rentrer cette portion d'intestin, comme cela se pratique d'ordinaire.

Mais quel fut mon désappointement après avoir dégagé, avec beaucoup de peine, l'anse intestinale de toutes les adhérences avec le sac, de trouver un resserrement considérable au collet, et celui-ci tellement adhérent à l'intestin, qu'il fut impossible à M. Blondet et à moi de pouvoir rien faire pour détruire cette adhérence : le doigt indicateur dirigé vers l'arcade crurale rencontrait un cul-de-sac qui l'empêchait de pénétrer plus avant, et arriver dans la cavité abdominale.

Il y avait donc adhérences du collet produites par la constriction du contour de l'orifice aponévrotique avec l'intestin, et très vraisemblablement adhérence du collet du sac avec ce même orifice : de ces choses, l'une ne me paraît pas pouvoir exister sans l'autre.

La conduite à tenir en pareil cas était difficile; cependant, à bien considérer, le malade ne devait pas rester dans cet état; et, bien que l'intestin ne fût pas encore arrivé à ce degré de désorganisation qui n'aurait pas permis de le faire rentrer sans danger, il me parut rationnel d'établir un anus artificiel dans le but de prévenir de nouveaux accidens; afin de faire cesser le trouble auquel ce malheureux se trouvait en proie. D'un autre côté, les chances de l'inflammation qu'on avait à redouter étaient peut-être moins grandes en ouvrant l'intestin qu'en abandonnant le malade au triste sort qui l'attendait.

Encouragé par les conseils de M. Blondet, qui, lui-même, prenait une part très vive à sauver les jours de son malade, j'ouvris l'intestin et j'enlevai en même temps une portion de mésentère. Il s'échappa aussitôt par la plaie une matière floconneuse, blanchâtre et d'une odeur fétide. Le malade fut pansé immédiatement après.

Les phénomènes de l'étranglement ayant tout à fait cessé, le malade passa une nuit très calme ; et, douze heures après l'opération, il ne s'était manifesté aucun symptôme alarmant. Le pouls n'avait que très peu augmenté de fréquence ; la région inguinale et l'abdomen étaient sans douleur ; la soif, cependant, était assez prononcée. Le malade put dormir un instant ; il fut tenu pendant quatre jours à la diète et à l'usage des boissons émollientes. Lorsque je le revis, trois jours après, je le trouvai dans un état très satisfaisant. La plaie était devenue rouge, légèrement tuméfiée et un peu endolorie ; on apercevait à son centre des débris d'intestin frappés de mort que j'enlevai avec des pinces sans éprouver de résistance (1).

(1) Ce fait me paraît une preuve évidente que la portion d'intestin hernié, avait été frappée de mort.

Mais, jusque-là, il n'était sorti par la plaie qu'une petite quantité de matières stercorales; matières qui augmentèrent par l'usage d'une alimentation plus abondante. Dix jours après l'emploi de lotions émollientes, de lavemens légèrement purgatifs et de pansemens fréquemment renouvelés, on essaya de la compression qui ne parut nullement incommoder le malade. Les jours suivans, les selles se rétablirent peu à peu; le passage de matières par la plaie diminua graduellement; et, maintenant, j'apprends directement de M. Blondet (deux mois après l'opération), qui a continué à donner des soins au malade, qu'il ne passe plus rien par l'anus anormal, si ce n'est un léger suintement qui se fait encore par la plaie dont la cicatrisation n'est pas encore complète; la santé générale, du reste, est très satisfaisante.

Trois mois après l'opération, à mon retour de la capitale, j'examinai avec soin ce malade; il était parfaitement guéri de son infirmité et s'était remis à ses travaux habituels.

RÉFLEXIONS.

Il est facile de s'apercevoir, d'après ce qui

vient d'être dit, que l'incurabilité des anus contre
nature , n'est pas tant à redouter qu'on pourrait le croire, si l'on s'en rapportait entièrement
à ce qu'on trouve écrit dans les auteurs qui se
sont occupés de médecine opératoire. Je pour-
rais , si je ne craignais d'être trop long , citer
à l'appui de cette observation d'autres cas analogues où la nature, aidée de quelques moyens
simples, a débarrassé les malades de cette dé-
goutante infirmité. Je sais bien qu'il est souvent
indispensable d'avoir recours à des procédés plus
ou moins ingénieux et qui réussissent parfois ;
mais leur application, selon moi, est si difficile,
qu'on se trouve dans la majorité des cas dans la
nécessité de les abandonner. Ainsi, l'entérotome
de Dupuytren qui semblerait le moyen par ex-
cellence pour guérir les anus anormaux, est
d'une application si difficile, qu'on est obligé d'y
renoncer, par cela même qu'on ne parvient pas
aisément à saisir les bouts de l'intestin divisé pour
déterminer leur inflammation et la chute ou la
disparition de l'éperon qui est un obstacle réel au
cours des matières dans le bout inférieur. Dupuytren n'avait pas toujours recours à ce moyen
qui, du reste, est fort ingénieux, parce que son

application ne convient que dans un très petit
nombre de cas. Quant à ceux proposés par De-
sault et autres praticiens non moins recommandables, je dirai, sans chercher le moins du monde
à les réfuter, qu'ils ont eu aussi leur part d'insuc-
cès ; et si la chirurgie est en retard sur ce point
important de thérapeutique, c'est moins par l'ef-
ficacité plus ou moins grande des divers procédés
qu'elle découvre que par les difficultés invinci-
bles qu'elle rencontre.

Un moyen assez simple que je n'ai vu encore
décrit nulle part, me paraît assez rationnel et
devoir être employé pour rétablir le passage
des matières dans le bout inférieur : ce moyen
le voici ; il consiste à introduire dans les deux
bouts de l'intestin un cylindre creux en gomme
élastique, long de deux pouces et demi à trois
pouces, et d'un diamètre assez considérable pour
que les matières puissent le traverser librement ;
ce cylindre doit être maintenu en place par un ou
plusieurs fils disposés convenablement. En ré-
tablissant de cette manière le cours des matières
du bout supérieur dans le bout inférieur, le cylindre en comprimant légèrement l'éperon peut
le refouler, occasioner par sa présence de l'in-

flammation, inflammation qui doit être mise en
ligne de compte dans le rétrécissement, la cicatrisation et l'oblitération de l'anus anormal; et
l'entonnoir membraneux si bien décrit par Scar-
pa, ne paraît être autre chose que la rétraction
du bout de l'intestin revenu sur lui-même.

Si dans cet état de choses, le cylindre étant
placé convenablement, il survenait des accidens
dont on aurait à craindre les conséquences fâ-
cheuses, la prudence commanderait alors de le
retirer. Dans le cas contraire, on le laisserait à
demeure pendant le temps nécessaire à la cicatrisation de la plaie. Enfin, le cours des matières
pouvant être rétabli par le procédé que je viens
d'indiquer, les fils doivent être coupés, puis le cylindre évacué par les selles.

C'est ainsi que j'ai cru devoir proposer un
moyen simple et facile pour la guérison des anus
anormaux. Si, étant mis en pratique, il ne réus-
sissait pas, il ne faudrait avoir aucun regret de
l'avoir employé, car il est d'une application qui
ne présente à mes yeux aucun danger apparent.
Dans tous les cas, s'il ne réunit pas en lui-même
toutes les conditions désirables, je pense néanmoins qu'il ne doit pas être dédaigné.

ACADÉMIE ROYALE DE MÉDECINE.

RAPPORT

SUR DEUX OBSERVATIONS

PRÉSENTÉES

A L'ACADÉMIE ROYALE DE MÉDECINE.

—

Séance publique du mardi 23 juillet 1839.

RAPPORT

SUR DEUX OBSERVATIONS

PRÉSENTÉES

A L'ACADÉMIE ROYALE DE MÉDECINE,

PAR M. SÉCHAUD,

DOCTEUR EN MÉDECINE A CHALUS (HAUTE-VIENNE).

Les deux observations présentées par M. Séchaud, ont pour objet, l'une, une fracture du crâne compliquée d'enfoncement des fragmens osseux dans l'intérieur du crâne ; l'autre, un anus contre nature. Voici en peu de mots l'analyse de ces observations :

Un homme de trente ans, d'une constitution assez délicate, tombe du haut de sa charrette, et vient se heurter la tête contre une cheville en fer qui lui fait, à la région pariétale droite, une plaie d'un demi-pouce d'étendue. Le blessé reste pendant une demi-heure privé de sentiment et de mouvement, puis il sort de cet état de commotion et veut reprendre son travail ; mais bientôt, affaibli par la perte du sang que fournissait la plaie, il retombe dans une prostration extrême. Un chirurgien est appelé auprès du malade, et le trouve dans l'état suivant : La respiration est plus accélérée qu'à l'état normal ; le pouls a sensiblement

diminué de fréquence ; l'intelligence s'est conservée intacte ; une douleur légère se fait sentir à la tête ; les membres du côté gauche sont engourdis et les mouvemens difficiles ; mais ce dont se plaint le malade (ici je transcris
textuellement), « c'est d'entendre des sons bruyans, analogues à ceux qu'il avait entendus quelquefois sur les places des marchés, lorsqu'*on joue de la clarinette et qu'on
frappe sur une grosse caisse et des cymbales* ». Des saignées générales et locales sont pratiquées les jours sui-
vants. Cependant la paralysie du côté gauche se prononce
de plus en plus. Vers le onzième jour, M. Séchaud voit le
malade pour la première fois ; il constate , en sondant le
trajet de la plaie, qu'il existe une fracture du crâne, avec
enfoncement des fragmens ; il remarque en outre qu'en
exerçant une presion légère sur la plaie , on fait éprouver
un malaise qui disparaît aussitôt que l'on cesse de comprimer. D'ailleurs , l'hémiplégie persiste toujours au même
degré. M. Séchaud se décide alors à pratiquer des incisions convenables, pour découvrir la lésion des os du crâne
et pratiquer l'opération du trépan, si cela lui paraissait
nécessaire pour faire cesser la compression. Les incisions
faites et les lambeaux disséqués, il voit une portion du
cerveau grosse comme une noix , faisant saillie à travers
la perforation des os du crâne ; il reconnaît en outre un
fragment d'os de forme triangulaire , enfoncé dans l'intérieur du crâne. Il incise quelques lambeaux de périoste
qui retenaient un des côtés de ce fragment et en opère
l'extraction en se servant d'une spatule qu'il fait agir comme
un levier introduit sur un des bords de ce fragment. Quatre autres petits fragmens , perdus au milieu des caillots ,

sont ensuite extraits. Les lambeaux du cuir chevelu sont rapprochés, maintenus légèrement à l'aide de bandelettes agglutinatives. La plaie est pansée simplement. Le lendemain, le membre inférieur gauche a recouvré le sentiment et le mouvement. Au bout de quelques jours, la sensibilité revient dans le bras de ce côté ; enfin les mouvemens reparaissent graduellement, et ont repris toute leur intégrité, quarante-cinq jours après l'opération. A cette époque, la plaie de la tête était complètement cicatrisée.

L'auteur, qui vous adresse cette observation, considère avec raison le fait dont il a été témoin, comme digne de fixer l'attention des chirurgiens par la gravité de la blessure, par le traitement qui a été employé, et par le résultat dont il a été suivi. Certes, si nous ne devions nous prononcer que sur l'opportunité du traitement auquel le chirurgien a eu recours, nous n'hésiterions pas à faire, sans aucune restriction, l'éloge le plus complet de sa conduite dans cette circonstance. Ici l'indication était formelle, et elle fut comprise dans tous ces détails, et remplie avec toute la précision désirable. Mais telle n'est point la mission de l'Académie ; nous devons rechercher si les observations que l'on nous présente sont de nature à jeter un jour nouveau sur quelque point de la science, soit parce qu'elles ont pour objet un fait rare ou exceptionnel, soit parce qu'elles viennent nous aider à résoudre une question controversée. Eh bien ! envisagée sous ces différens points de vue, l'observation qui nous a été présentée perd une grande partie de son importance, car tous les praticiens sont d'accord sur ce point : que toute fracture du crâne, avec enfoncement des fragmens, accompagnée d'une hémiplégie du côté opposé à la lésion du crâne, exige ou l'extraction des fragmens, ou l'opération du trépan.

Je ne terminerai pas sans appeler l'attention de l'Académie sur un point de la symptomotologie, qui peut offrir quelqu'intérêt, soit sous le rapport de la pathologie, soit sous le rapport de la physiologie du cervean ; c'est ce bruit d'orchestre perçu par le malade, ce symptôme qui, à ma connaissance, n'a été indiqué par aucun auteur, mérite d'être consigné dans les fastes de la science.

Les réflexions qui précèdent trouvent encore en partie leur application, à l'occasion du second fait que nous a communiqué M. le docteur Séchaud : Un médecin fut appelé pour donner des soins à un homme qui éprouvait depuis cinq jours les symptômes d'une hernie crurale étranglée ; la réduction ne peut être obtenue malgré l'emploi des agens thérapeutiques usités en pareille circonstance, et l'étranglement persistant depuis neuf jours, lorsque M. Séchaud vit le malade pour la première fois. D'accord avec le premier médecin, une dernière tentative de réduction fut faite, en laissant pendant trois heures deux gros d'extrait de belladone appliqués sur la tumeur. Ce dernier moyen ayant échoué, l'opération fut immédiatement pratiquée.

Pendant la dissection, il se présente au-devant du sac une de ces cavités à surface assez lisse, et qui renferment un peu de sérosité ; cavités que l'on pourrait prendre pour celle du sac herniaire. M. Séchaud reconnut, à l'absence des caractères physiques qui distinguent l'intestin, que le sac n'était pas ouvert. Ayant enfin divisé ce dernier, il constate qu'il était plus épais qu'à l'ordinaire, et qu'il avait

çà et là, avec l'intestin, de fortes adhérences. Quelques
débris de membranes furent détachés avec le doigt. L'anse
intestinale, quoique noire, avait encore assez de cohésion
pour résister aux tractions exercées sur elle. Après l'avoir
dégagée avec peine de toutes ses adhérences, l'opérateur
rencontre un resserrement considérable au collet du sac,
et une union entre cette partie et l'intestin, telle, qu'il fut
impossible de la détruire.

En cette occurrence M. Séchaud prit le parti de fendre
l'anse intestinale; il s'écoula une assez grande quantité de
matières floconneuses et fétides. Les symptômes de l'étranglement cessèrent aussitôt. Les matières stercorales com-
mencèrent au bout de quelques jours à passer par la plaie;
des portions d'intestin compris dans le sac tombèrent gan-
grenées. La compression fut établie sur la plaie, et les jours
suivans les matières coulèrent en moindre quantité. La plaie
marcha rapidement, en sorte que la cure qui n'avait été
traversée par aucun accident fut achevée trois mois après
l'opération.

Le point de pratique important que nous ayons à signaler
dans l'observation qui précède, est l'établissement volon-
taire d'un anus contre nature. Quoique le succès le plus heu-
reux ait suivi l'opération faite par M. Séchaud, on peut se
demander si l'incision de l'intestin était bien indiquée; n'é-
tait-ce pas le cas de recourir au débridement en allant des
parties superficielles vers les parties profondes? Dans un
cas pareil à celui de M. Séchaud, votre rapporteur a divisé
la paroi antérieure de l'anneau crural, en coupant de dehors en dedans, et a pu terminer l'opération comme à l'ordinaire. Nous n'ignorons pas que cette pratique offre d'assez

grandes difficultés, et nous avons peine à comprendre
que A. Cooper l'ait préconisée comme méthode primitive.
Mais en médecine opératoire, c'est la bonté du résultat bien
plus que la facilité de l'opération qui détermine le praticien dans le choix de la méthode. Or, quoiqu'il y ait dangers des deux côtés, ils sont infiniment moins grands quand
on parvient à diviser l'anneau qui comprime l'intestin et à
réduire ce dernier que quand on laisse subsister l'étranglement, et que l'on établit un anus contre nature. Je fe-
rai remarquer que M. Séchaud s'est du reste conduit en
chirurgien habile et sachant reconnaître la nature de la
poche placée au-devant du sac herniaire. Nous croyons à
cette occasion devoir rappeler une observation que nous
avons faite depuis long-temps et qui, si elle est fondée,
pourra mettre en garde contre une méprise qui a embarrassé
plus d'un opérateur. En effet, tous les chirurgiens qui se sont
occupés de l'histoire des hernies, ont noté ces kystes rem-
plis de sérosité ou même de sang qui se trouvent au-devant
d'une tumeur herniaire, peuvent en imposer pour le sac lui-
même, et faire croire qu'on est arrivé dans son intérieur,
alors qu'on les a seulement ouvertes ; mais aucun, que je
sache, n'a donné une explication plausible de ce fait. Nous
pensons que le plus souvent ces kistes sont dus au taxis prolongé.

La malaxation qui résulte de cette manœuvre, pratiquée sur des tissus soulevés par une tumeur arrondie,
fait glisser les unes sur les autres, les lames fibro-celluleu-
ses qui recouvrent le sac, les dissèque, pour ainsi dire, les
sépare, rompt leurs vaisseaux, et produit les épanchemens
indiqués. Ce sera donc dans le cas où le taxis aura été le

plus prolongé que l'on devra s'attendre à rencontrer une semblable disposition.

M. Séchaud a terminé son travail en proposant un moyen qu'il considère comme nouveau pour le traitement de l'anus contre nature. Ce moyen consiste dans l'emploi d'une grosse canule de gomme élastique, de quelques pouces de long. On engage les extrémités de la canule dans les deux bouts de l'intestin , de telle sorte que sa partie moyenne réponde à l'éperon qui les sépare, et on la maintient fixée à l'aide de quelques fils qui sortent par la plaie. Cette canule est destinée à conduire les matières fécales du bout supérieur dans le bout inférieur. Elle offre en outre l'avantage de comprimer par la partie moyenne de l'anse qu'elle représente, la saillie de l'éperon qui sépare les deux orifices de l'intestin. Elle est maintenue dans sa position jusqu'à ce que l'orifice cutané soit presque complètement oblitéré, puis ensuite les fils sont coupés, et la canule parcourt tout le bout inférieur du canal intestinal, et est évacuée par les selles.

Nous ferons d'abord remarquer que M. Séchaud s'attribue involontairement, sans doute, une invention qui ne lui appartient pas. Le conseil de laisser une canule dans l'intestin a été donné par MM. Forget et Colombe : M. Velpeau y a eu recours en 1831.

Relativement aux avantages qui peuvent en résulter, nous sommes loin de partager la confiance de M. Séchaud dans le cas où M. Velpeau crut devoir l'employer, le malade est mort, quelques jours après, de péritonite, et l'on a trouvé, à l'autopsie , un des bouts de la canule engagé dans la cavité du péritoine. Nous sommes disposés à admettre que dans ce cas quelque circonstance fortuite a provoqué cette malheureuse issue , et que la perforation de l'intestin par la canule ne s'observerait plus, mais nous y voyons toujours le danger de laisser s'éjourner dans l'intestin un corps étranger volumineux, susceptible de l'obstruer : corps étranger représentant un conduit inerte incapable de se débarrasser des matières fécales qui viendraient bientôt en remplir la cavité.

Ces motifs nous font donner la préférence aux moyens ordinaires employés pour obtenir la guérison de l'anus contre nature, lorsqu'un temps assez long s'est écoulé pour que l'on ne puisse plus compter sur une guérison spontanée.

Nous avons l'honneur de proposer à l'Académie :

1° D'adresser des remercîmens à l'auteur ;

2° De l'inscrire sur la liste des médecins qui aspirent au titre de correspondans ;

3° De déposer son travail dans les archives.

Paris, le 9 juillet 1839.

Signé Blandin, et Bérard, rapporteur,

L'Académie adopte les conclusions de ce rapport.

Le secrétaire perpétuel,

E. Pariset.

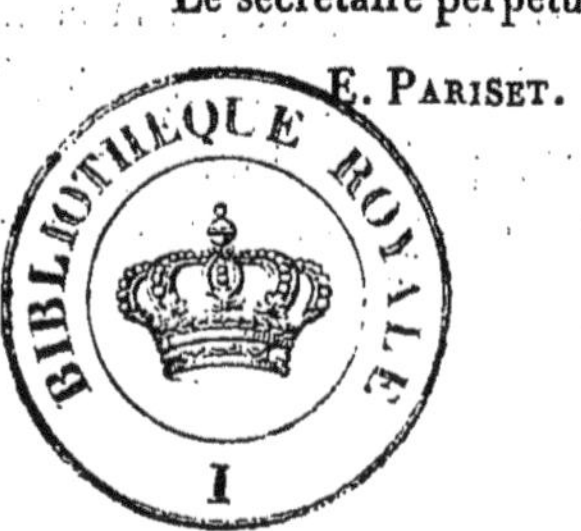